Dr J. CHAMBRELENT

PROFESSEUR AGRÉGÉ A LA FACULTÉ DE MÉDECINE
DE BORDEAUX

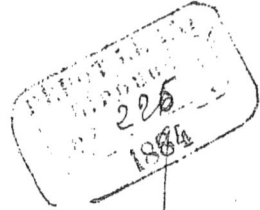

TOXICITÉ

DU

SÉRUM MATERNEL ET FŒTAL

DANS UN CAS

D'ÉCLAMPSIE PUERPÉRALE

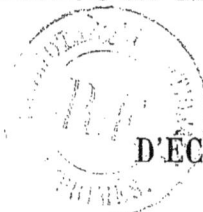

BORDEAUX

FERET & FILS, ÉDITEURS

15, Cours de l'Intendance, 15

—

1894

TOXICITÉ

DU

SÉRUM MATERNEL ET FŒTAL

DANS UN CAS

D'ÉCLAMPSIE PUERPÉRALE

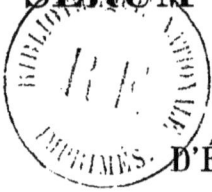

TOXICITÉ

DU

SÉRUM MATERNEL ET FŒTAL

DANS UN CAS

D'ÉCLAMPSIE PUERPÉRALE [1]

Messieurs,

Avant-hier matin, on amenait à la Clinique une femme sans connaissance. L'examen obstétrical permettait de reconnaître chez elle une grossesse arrivée près du terme et la présence dans l'utérus d'un enfant vivant.

La personne qui l'accompagnait nous fournissait à son sujet les renseignements suivants :

C'est une primipare. Elle a encore son père et sa mère, tous deux en bonne santé.

Jusqu'à ces derniers jours, elle s'était elle-même toujours bien portée et, à part une rougeole dans sa première enfance, elle ne présente rien à noter au point de vue des antécédents pathologiques.

La grossesse ne paraissait pas avoir amené chez elle de complications morbides. Cette femme n'a jamais eu de vomissements, si communs au début de la grossesse. Jamais non plus de céphalée ni de troubles oculaires. Mais, cependant, un symptôme aurait dû appeler l'attention de son entourage, elle présentait depuis quelque temps de l'œdème des membres inférieurs.

---

[1] Leçon faite à la Clinique obstétricale de la Faculté de Médecine de Bordeaux (service du professeur Moussous).

Si un médecin ou une sage-femme instruits eussent été consultés, cet œdème aurait certainement attiré leur attention. Ils n'auraient pas manqué de faire examiner l'urine de cette femme et cet examen leur eût révélé l'existence d'une certaine quantité d'albumine, ainsi qu'on a pu le constater à l'arrivée de cette parturiente à l'hôpital.

Malheureusement il est arrivé pour cette malade ce qui arrive la plupart du temps, non seulement dans la classe pauvre, mais aussi très souvent dans la classe aisée, une femme enceinte ne fait appeler le médecin ou la sage-femme que lorsque arrive le moment de la délivrance, c'est à dire quand elle ressent les premières douleurs de l'accouchement.

Malgré son œdème, malgré l'affection rénale dont elle était atteinte, cette femme a donc continué à vaquer à ses occupations, lorsque tout à coup, dans la journée du dimanche, elle a été prise de convulsions suivies de perte absolue de connaissance, et c'est dans cet état qu'elle nous a été amenée à la Clinique.

Quelques minutes après son entrée dans le service, elle a été prise de nouveau d'accidents convulsifs, et ceux d'entre vous qui ont pu les constater n'ont pas eu de peine à reconnaître qu'il s'agissait là d'une affection qu'il n'est malheureusement pas rare d'observer chez les femmes enceintes et que l'on désigne sous le nom d'*éclampsie puerpérale.*

Cette maladie, qui survient le plus généralement dans les derniers mois de la grossesse, a de tout temps appelé l'attention des accoucheurs, tant par l'éclat des symptômes avec lesquels elle se présente que par la gravité que comporte son pronostic.

Les symptômes d'ordre nerveux étant les plus frappants, ce sont eux qui ont les premiers appelé l'attention des médecins et on a d'abord fait de cette maladie une névrose, ce qui disait peu de chose et qui n'expliquait rien.

En étudiant de plus près les symptômes de l'éclampsie, on a constaté que la grande majorité des femmes qui en étaient atteintes présentaient en même temps des lésions rénales se traduisant par la présence de l'albumine dans l'urine.

Enfin, dans ces dernières années, le professeur Bouchard a été plus précis, il a émis l'hypothèse que l'éclampsie était due à la rétention dans l'organisme de produits toxiques, que les émonctoires naturels et particulièrement les reins étaient incapables d'éliminer.

Une preuve bien nette de cette hypothèse était fournie par M. Bouchard, en montrant la diminution considérable de toxicité que présentait l'urine des femmes éclamptiques.

Permettez-moi, Messieurs, d'entrer à ce sujet dans quelques explications qui me paraissent nécessaires pour l'intelligence de ce qui va suivre.

Vous savez tous que le corps humain ne peut se maintenir à l'état de santé qu'à la condition d'éliminer au fur et à mesure les déchets des différentes réactions qui s'accomplissent incessamment dans l'organisme.

La nature a recours à cet effet à divers émonctoires, la peau, l'intestin, etc. ; mais, parmi les émonctoires, un des plus essentiels est incontestablement le rein.

Vous n'ignorez pas qu'on ne résiste pas longtemps à la suppression de ces organes d'élimination et que les accidents qui se produisent alors sont justement très analogues à ceux que vous constatez chez les femmes atteintes de crises d'éclampsie.

Une preuve encore plus directe de l'utilité des reins pour éliminer les poisons de l'organisme a été fournie par le professeur Bouchard, en montrant que l'urine était elle-même un véritable poison.

Pour en fournir la preuve, il lui suffisait d'injecter l'urine émise par un homme bien portant dans les veines d'un animal, d'un lapin par exemple, l'injection de ce liquide était bientôt suivie de symptômes d'empoisonnement et finalement l'animal succombait.

Ce savant expérimentateur a pu aller plus loin et mesurer d'une façon très approximative la quantité de poison contenue dans l'urine par la quantité de cette urine nécessaire pour amener la mort de l'animal. Pour que les expériences soient comparables entre elles, il est nécessaire toutefois que les animaux sur lesquels on expérimente soient de la même espèce et du même poids. L'expérience ayant montré de plus que les quantités de poison nécessaires pour tuer un animal d'une espèce donnée sont proportionnelles au poids de l'animal, il suffira, si l'on ne peut se procurer toujours des animaux du même volume, de tenir compte du poids de l'animal en calculant la quantité d'urine nécessaire pour tuer 1 kilogramme de l'animal en expérience, et cela en divisant la quantité d'urine employée par le poids de l'animal.

Dans ces conditions, M. Bouchard a pu établir qu'il suffisait d'injecter en moyenne 45 grammes d'urine d'un homme bien portant pour tuer 1 kilogramme de lapin. Je dis en moyenne, parce que cette quantité peut varier d'une façon assez sensible, suivant des conditions multiples, telles que la veille, la fatigue, etc.; mais ces variations sont relativement légères.

Il en est tout autrement si, au lieu d'injecter à un animal l'urine d'un homme en parfaite santé, on lui injecte l'urine d'un homme malade. Dans certaines maladies, on voit l'urine devenir extrêmement toxique; il suffit d'en injecter quelques centimètres cubes à un lapin pour tuer l'animal; dans d'autres cas, au contraire, la toxicité de l'urine diminue dans de telles proportions qu'il faut injecter des quantités considérables de ce liquide dans les veines du lapin pour amener des phénomènes toxiques.

Or, c'est justement là ce qui se produit dans l'éclampsie puerpérale et, en expérimentant sur l'urine des femmes atteintes de cette affection, on constate une diminution considérable de la toxicité de ce liquide. Il y a toutefois lieu de faire une remarque importante, cette disparition presque complète de la toxicité urinaire ne peut être constatée chez les éclamptiques que si l'urine recueillie atteint son degré de dilution normal; or, ce n'est pas ce qui arrive le plus ordinairement, les éclamptiques émettent en général très peu d'urine, pour pouvoir comparer leur élimination toxique urinaire à celle des sujets sains, il est indispensable de tenir compte de la quantité d'urine émise dans les vingt-quatre heures.

Cela n'est pas toujours facile, car le plus souvent les éclamptiques urinent pendant leurs crises ou pendant l'état comateux qui les suit et une partie de l'urine ainsi émise ne peut être recueillie.

Nous avons cependant pu, dans deux cas d'éclampsie observés à la Clinique de M. le professeur Tarnier, recueillir très exactement l'urine des vingt-quatre heures de deux femmes éclamptiques et calculer ainsi leur degré de toxicité. Or, cette toxicité était trois fois moins considérable que celle de l'urine des femmes bien portantes.

Voilà une preuve bien nette que, dans l'éclampsie, il n'y a pas élimination suffisante des poisons de l'organisme par l'émonctoire rénal; ces poisons doivent donc s'y accumuler et il doit y avoir forcément, suivant l'heureuse expression de M. le professeur Bouchard, auto-intoxication.

M. le professeur Tarnier a voulu chercher une preuve encore plus directe de l'auto-intoxication de l'organisme dans l'éclampsie puerpérale et, alors que j'avais l'honneur d'être son élève, il m'a chargé de rechercher les résultats que pourrait donner l'injection à des animaux du sang des éclamptiques.

Au mois d'octobre 1892, nous commençâmes, à la Clinique obstétricale de Paris, une série d'expériences destinées à rechercher l'effet de l'injection à des lapins du sang des femmes éclamptiques. Nous fûmes dirigé dans nos premières expériences par le professeur Charles Richet, qui nous conseilla de n'injecter que le sérum du sang.

Nous ne connaissions à cette époque aucun travail analogue fait, soit à l'aide du sang normal, soit à l'aide du sang pathologique.

Après avoir recueilli le sang provenant de la saignée d'une éclamptique dans un verre flambé, nous laissions ce sang se coaguler à la température ordinaire et, au bout de vingt-quatre heures, le sérum étant à peu près complètement séparé du caillot, nous injections ce sérum, à des doses variables, dans la veine auriculaire d'une série de lapins. Nous arrivâmes ainsi à constater qu'il suffisait d'injecter trois à quatre centimètres cubes de ce sérum par kilogramme de lapin pour voir l'animal succomber au bout de quelques heures. Tandis que les animaux qui en avaient reçu des quantités moindres, après avoir été plus ou moins malades, ne tardaient pas à se remettre et, au bout de quelques jours, avaient repris leur vie ordinaire.

Il paraissait donc bien démontré que les animaux qui avaient succombé avaient été empoisonnés par les toxines qui leur avaient été injectées.

Nous aurions voulu, dès cette époque, faire des expériences

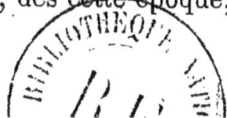

analogues avec du sang de sujets sains, malheureusement les circonstances ne nous permirent pas de nous en procurer.

Mais quelques jours après nos premières expériences, M. le professeur Richet nous signala un travail publié en 1889 par le Dr Rummo, professeur à l'Université de Sienne, et dans lequel étaient relatées des expériences de cette nature.

Rummo, en injectant à des lapins du sérum de sang humain provenant de sujets sains, avait constaté qu'il fallait injecter dix centimètres cubes de sérum pour voir les animaux mourir rapidement. A des doses moindres, les animaux pouvaient encore succomber au bout d'un certain temps, mais ils résistaient constamment à une dose inférieure à cinq centimètres cubes de sérum physiologique.

Nos expériences semblaient donc bien démontrer une hypertoxicité du sérum des femmes éclamptiques.

Nous trouvâmes d'ailleurs dans le travail de Rummo des expériences faites avec du sang pathologique; dans certaines affections, cet expérimentateur avait constaté une diminution de la toxicité du sang; dans d'autres, au contraire, une augmentation très manifeste. Cet auteur citait même des expériences faites sur le sang des éclamptiques et il avait constaté que dans cette maladie le sang était toxique à la dose de trois à quatre centimètres cubes, ce qui confirmait absolument le résultat de nos propres expériences. Depuis cette époque, nous avons eu bien souvent l'occasion d'injecter à des lapins du sérum provenant de femmes éclamptiques, soit dans le laboratoire de M. le professeur Tarnier, soit dans cette Clinique même, et toujours nous avons constaté une augmentation manifeste de la toxicité de ce sérum.

De sorte que nous avons là une preuve encore plus directe de l'auto-intoxication éclamptique que celle qui nous était fournie par le défaut de toxicité de l'urine. Ces notions étant établies, revenons, Messieurs, à l'observation de notre malade.

Quelques heures après son entrée à la Clinique, le lundi 12 mars, M. le professeur Moussous lui pratiquait une saignée du bras.

Le sang était directement recueilli dans des vases stérilisés et laissés au repos au laboratoire des Cliniques de la Faculté jusqu'au lendemain.

A cinq heures du soir, le mardi 13 mars, c'est à dire exactement vingt-quatre heures après le moment de la saignée, le sérum était parfaitement séparé du cruor. Ce sérum fut alors injecté à trois lapins, aux doses suivantes :

Un premier lapin, pesant 1,130 grammes, reçut 3^{cc}5 de sérum, soit très approximativement trois centimètres cubes de sérum par kilogramme.

Un second lapin, pesant 1,140 grammes, reçut quelques instants après cinq centimètres cubes de ce même sérum, soit un peu plus de quatre centimètres cubes par kilogramme, très exactement 4^{cc}3 par kilogramme.

Un troisième lapin, pesant 980 grammes, reçut quelques minutes après cinq centimètres cubes de sérum, soit un peu plus de cinq centimètres cubes par kilogramme.

Immédiatement après l'injection, les animaux présentaient des symptômes morbides et deux d'entre eux ne tardaient pas à succomber, vous pouvez voir leurs cadavres devant vous.

Or, les deux lapins qui ont ainsi succombé à l'injection du sérum de notre éclamptique sont ceux à qui hier soir nous avions injecté cinq et quatre centimètres cubes de ce sérum. Celui, au contraire, qui n'avait reçu que trois centimètres cubes de ce même sérum a parfaitement résisté à l'injection, vous le voyez devant vous et vous pouvez constater qu'il paraît absolument remis des quelques symptômes morbides qui ont suivi immédiatement l'injection.

Nous pouvons dire que le sérum de notre éclamptique était toxique à la dose de quatre centimètres cubes et qu'il ne l'était pas à la dose de trois centimètres cubes. Sa toxicité est donc comprise entre ces deux limites. Comme vous le voyez, c'est une toxicité bien supérieure à celle du sérum normal.

Cette expérience me paraît de plus répondre victorieusement aux objections qui ont été faites récemment à la méthode des injections intra-veineuses de sérum. On a dit, en effet, que les animaux ne succombaient pas à l'action toxique de ce sérum, mais bien à des embolies résultant de la coagulation du sang par suite de l'action d'un sérum hétérogène mélangé au sang de l'animal. Comment admettre que cette coagulation se produise avec quatre et cinq centimètres cubes et qu'elle ne se produise pas avec trois centimètres cubes ? Les phénomènes morbides qui précèdent la mort des animaux en expérience et que présentent même ceux qui résistent ne nous paraissent d'ailleurs pas susceptibles d'être expliqués par la coagulation du sang.

Nous croyons donc avoir dans ces expériences une véritable démonstration de l'hypothèse de l'auto-intoxication éclamptique.

Mais ces expériences nous paraissent avoir une portée pratique peut-être encore plus intéressante.

Elles nous permettent de fixer le degré de toxicité du sang de nos malades et nous donnent ainsi de précieux renseignements sur la gravité de leur état.

Le plus souvent, en effet, je n'ose dire toujours, le pronostic de l'éclampsie sera en raison directe de la toxicité du sérum sanguin. C'est du moins ce que nous avons constaté dans un assez grand nombre d'expériences.

Nous avons eu un jour occasion d'observer à cet égard un cas bien curieux, que M. le professeur Tarnier relatait il y a quelques jours à peine dans une de ses leçons cliniques [1] et que je vous demande la permission de vous citer textuellement :

« Quand je faisais mes premières recherches avec M. Chambrelent, dit notre éminent maître, M. Bar, qui en connaissait les résultats, nous envoya un jour un télégramme, en nous disant qu'il avait, dans son service de l'hôpital Saint-Louis, une éclamptique que l'on avait saignée et dont le sang avait été recueilli avec toutes les précautions antiseptiques voulues. M. Chambrelent se rendit aussitôt à Saint-Louis, mais à son arrivée M. Bar lui dit qu'il craignait de l'avoir dérangé inutilement, car l'éclampsie paraissant peu grave, il était probable que le sang de la malade serait peu toxique. Néanmoins, M. Chambrelent prit le sang recueilli, il le rapporta au laboratoire et fit de suite des expériences. A notre grand étonnement, le lapin fut tué avec trois grammes de sérum. M. Chambrelent, fort décontenancé par ce résultat qui semblait contredire nos idées et même les renverser complètement, alla le lendemain en faire part à M. Bar. Quel ne fut son étonnement quand M. Bar lui apprit la mort de la malade ! Il serait impossible de

---

[1] Leçon publiée par la *Presse médicale*, mars 1894.

donner un exemple plus démonstratif de l'utilité de la méthode. »

Le pronostic de l'éclampsie puerpérale est, en effet, le plus souvent très difficile à préciser, car il ne paraît pas toujours en rapport avec la gravité des symptômes cliniques présentés par les malades.

C'est ainsi que le nombre des accès convulsifs, qui comme vous le savez est extrêmement variable, ne peut guère nous donner d'indications précises à ce sujet. Nous avons vu guérir des malades qui en avaient eu un nombre considérable.

Je me rappelle entre autres l'observation d'une pauvre femme de Bacalan, chez laquelle les attaques d'éclampsie étaient si rapprochées qu'après avoir fait amener une voiture pour la transporter à la Maternité, on n'osa la mettre en route de peur qu'elle ne succombât dans le trajet. Malgré un nombre considérable d'attaques, cette femme se remit parfaitement.

M. Depaul cite dans ses cliniques le fait d'une femme qui guérit après avoir eu quatre-vingt-quinze attaques d'éclampsie.

A côté de cela, on voit des femmes succomber après avoir éprouvé une seule attaque convulsive.

Il est un autre symptôme sur lequel on ne peut non plus établir le pronostic, c'est l'abondance de la quantité d'albumine dans l'urine.

Nous avons vu mourir des éclamptiques qui ne présentaient que des traces d'albumine et nous avons vu, au contraire, des cas terminés par la guérison malgré une forte proportion d'albumine dans l'urine. Tel est le cas d'une éclamptique que nous avons eu l'occasion d'observer l'année dernière à l'hôpital Pellegrin, dans le service de M. le Dr Lugeol, et qui guérit, bien que son urine, analysée avec le plus grand soin, nous ait révélé la présence de 18 grammes d'albumine par litre. L'examen de la toxicité du sang nous avait, au contraire, montré qu'il n'était pas toxique à la dose de cinq centimètres cubes, et nous avait permis de porter un pronostic favorable.

Nous avons tout lieu de croire que la recherche expérimentale de la toxicité du sérum sanguin donnera une indication plus précise de la gravité de la maladie.

Mais il y a dans l'histoire de l'éclampsie un autre point sur lequel il serait très intéressant d'être fixé, c'est le pronostic fœtal.

Vous savez tous qu'il arrive assez fréquemment que les femmes enceintes, atteintes de cette maladie, accouchent d'enfants morts ou d'enfants qui ne tardent pas à succomber après leur naissance.

Il n'en est cependant pas toujours ainsi et l'on voit, au contraire, des femmes atteintes de phénomènes éclamptiques extrêmement graves donner naissance à des enfants vivants et ne se ressentant nullement dans la suite des terribles secousses qui ont précédé leur naissance.

Je me rappelle à ce sujet l'observation d'une femme atteinte d'éclampsie très grave, qui fut amenée mourante dans le service de M. le professeur Moussous, alors que j'étais son interne, c'est à dire en 1880.

Cette malade avait été prise de convulsions éclamptiques à Cestas, où elle était fille de ferme. Elle fut amenée à la Clinique sur une charrette et, pendant tout le trajet, les convulsions continuèrent, elle en eut encore un grand nombre après son arrivée à la Clinique; elle était alors enceinte de huit mois; au bout de quelques jours, elle revint à la santé et accoucha à terme d'un enfant vivant.

J'ai eu occasion de voir, il y a quelques années, sa fille âgée déjà de douze ans, elle jouissait d'une santé parfaite.

Il n'en est malheureusement pas toujours ainsi et, comme je vous le disais tout à l'heure, nous voyons fréquemment des femmes ayant présenté de l'éclampsie, même légère, accoucher d'enfants morts.

Comment dans ces cas expliquer la mort du fœtus?

On peut en trouver souvent la cause dans l'examen du placenta.

On a constaté, en effet, que chez beaucoup d'éclamptiques, comme d'ailleurs chez la plupart des femmes albuminuriques, le placenta était le siège de foyers hémorragiques, récents ou anciens, qui réduisaient considérablement le champ de l'hématose. On comprend facilement que la mort du fœtus puisse dans bien des cas être la conséquence de pareilles lésions dans un organe qui préside pour lui aux fonctions nutritives et respiratoires.

Notre excellent maître, le professeur Pinard, a particulièrement insisté sur la fréquence de ces foyers hémorragiques
chez les femmes albuminuriques. Mais ces lésions ne sont
cependant pas constantes dans l'éclampsie et, malgré un placenta absolument sain, du moins en apparence, on voit souvent
les enfants succomber avant leur naissance ou dans les quelques heures qui suivent.

Chez la malade qui fait le sujet de cette leçon, le placenta
paraissait absolument sain; son examen extérieur, ainsi que
les coupes qui ont été faites dans les divers sens, n'ont pas
révélé le moindre foyer hémorragique ancien ou récent. Aussi
n'avons-nous pas lieu de nous étonner d'avoir vu cette femme,
malgré la gravité de son état, mettre au monde un enfant
vivant, qui paraît jusqu'à présent en parfaite santé et qui
pèse 4,400 grammes, c'est à dire un poids bien supérieur à
celui de la moyenne des enfants à terme. Nous ne devons
cependant pas être trop optimiste relativement au pronostic à
porter sur l'état de cet enfant, l'observation nous ayant
appris que les enfants d'éclamptiques succombent assez fréquemment dans les jours qui suivent leur naissance, sans que
jusqu'à présent on soit exactement fixé sur les causes de la
mort.

Il nous est arrivé plusieurs fois de faire la nécropsie d'enfants ayant succombé dans ces conditions et de ne constater
aucune lésion bien nette de leurs organes. Dans un cas,
cependant, notre ami, le Dr André Moussoùs, a pu constater
dans les reins des lésions analogues à celles de la néphrite de
l'adulte. Il serait particulièrement intéressant de rechercher
du côté du foie du fœtus, s'il n'existe pas là des lésions analogues à celles qui existent du côté du foié maternel dans
l'éclampsie puerpérale, lésions aujourd'hui bien connues
d'après les travaux de M. Pilliet, et que vous trouverez bien
décrites dans la récente thèse de notre ami, le Dr Bouffe-de-
Saint-Blaise.

Il était naturel, enfin, de rechercher si, de même que l'on
trouve chez les femmes atteintes d'éclampsie puerpérale une
augmentation manifeste de la toxicité du sérum sanguin, on
ne retrouvait pas la même altération du côté du sang du
fœtus.

Ce n'est pas là une étude aussi simple qu'elle peut le paraî-
tre à première vue; aussi, malgré des recherches déjà longues,
n'avons-nous encore à ce sujet que des résultats insuffisants
que je dois cependant vous faire connaître.

Et d'abord, il était un premier point à établir. Quelle est à
l'état normal la toxicité du sang du fœtus?

Si pour le sang de l'adulte nous pouvions prendre comme
point de comparaison les expériences de Rummo, qui avaient
fixé la toxicité de ce sang à l'état physiologique, rien de sem-
blable n'avait été fait pour le sang fœtal et nous ne pouvions
conclure, *a priori,* que sa toxicité est égale à celle du sang
maternel.

Nous avons donc dû entreprendre préalablement l'étude de
la toxicité du sang du fœtus à l'état normal.

C'est au laboratoire de la Clinique obstétricale de M. le
professeur Tarnier que nous avons commencé nos recherches
sur ce sujet, en 1892.

Le sang du fœtus était recueilli au moment de la section du
cordon dans un vase stérilisé. Nous ne pouvions toutefois,
sans compromettre la santé de l'enfant, lui soustraire du sang
en laissant couler le bout ombilical du cordon et nous étions
obligé de nous contenter de la petite quantité de sang qui
s'écoulait du bout placentaire. Nous pouvions ainsi en recueillir quarante à cinquante centimètres cubes. Ce sang, une
fois coagulé, le sérum était injecté à des lapins. Mais la petite
quantité de ce sérun dont nous pouvions disposer ne nous
permettait pas d'expérimenter comme nous l'avions fait pour
l'adulte, en nous servant d'une série d'animaux. Nous devions
le plus souvent nous contenter d'injecter ce sérum à un seul
lapin et encore devions-nous le choisir de petite taille.

Cependant, en multipliant nos expériences, nous avons pu
arriver à cette constatation, c'est que l'injection intra-veineuse
de dix centimètres cubes de sérum du sang d'un fœtus né
d'une mère bien portante amenait presque constamment la
mort de 1 kilogramme de lapin. Nous avons pu cependant
observer des différences assez sensibles dans la quantité de
sérum de fœtus à injecter au lapin pour amener sa mort; ces
différences doivent tenir sans doute à des phénomènes physio-
logiques en rapport avec la souffrance du fœtus pendant

l'accouchement. Nous avons aussi injecté le sérum de fœtus nés de femmes albuminuriques et nous avons pu constater que les phénomènes morbides, pour une même dose de sérum injecté, étaient beaucoup plus prononcés que lorsque nous avions injecté du sérum de fœtus provenant de mères bien portantes.

Nous pouvons citer entre autres le cas d'une femme éclamptique, fortement albuminurique, que nous avons observée l'année dernière dans cette Clinique, le sang maternel s'était montré toxique à la dose minima de quatre centimètres cubes.

Deux lapins furent injectés avec le sang du fœtus, l'un à quatre centimètres cubes, l'autre à une dose moindre et ces deux lapins succombèrent presque immédiatement, de sorte que dans ce cas le sang fœtal était encore plus toxique que le sang maternel.

Dans le cas actuel, nous avons aussi recherché la toxicité du sang fœtal. Nous n'étions pas présent au moment de l'accouchement, mais M. le Dr Sabrazès a bien voulu se charger de recueillir pour nous le sang qui s'est écoulé du cordon ombilical au moment de la naissance.

Nous n'avons malheureusement pu avoir à notre disposition qu'une petite quantité de sérum que nous avons injectée à un lapin à la dose de 4^{cc}3. Or, ce lapin que vous pouvez voir devant vous est aujourd'hui tout à fait rétabli, tandis que vous apercevez à côté le cadavre de celui qui au même moment avait reçu la même dose du sang de la mère. Dans ce cas donc, le sang fœtal était moins toxique que le sang maternel.

Vous voyez par cet exemple, Messieurs, combien cette question de la toxicité du sang fœtal est encore obscure ; ce n'est qu'en multipliant les expériences que nous pourrons arriver à avoir à ce sujet des notions plus précises.

Permettez-moi, Messieurs, en terminant cette leçon d'adresser mes remerciements bien sincères à mon cher maître, M. le professeur Moussous, qui a bien voulu ouvrir largement son service à mes recherches et qui, en me demandant de vous en exposer aujourd'hui le résultat, m'a prouvé une fois de plus l'intérêt qu'il veut bien y attacher.

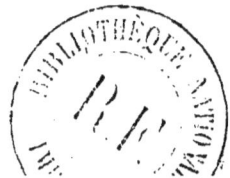

Bordèaux. — Imp. G. Gounouilhou, rue Guiraude, 11.

101

www.ingramcontent.com/pod-product-compliance
Lightning Source LLC
Chambersburg PA
CBHW032301210326
41520CB00048B/5777